Dʳ Albert CLAUDE

Ex-Interne des Hôpitaux
Préparateur d'Histologie
Lauréat de l'Ecole de Médecine d'Alger

CONTRIBUTION A L'ÉTUDE PATHOGÉNIQUE

DES

NÉVRALGIES DIAPHRAGMATIQUES

D'ORIGINE PALUSTRE

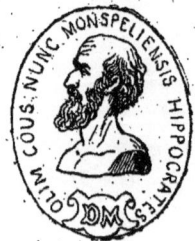

T.15

CONTRIBUTION A L'ÉTUDE PATHOGÉNIQUE

DES

NÉVRALGIES DIAPHRAGMATIQUES

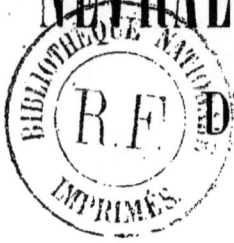

D'ORIGINE PALUSTRE

PAR

Albert CLAUDE

DOCTEUR EN MÉDECINE

EX-INTERNE DES HOPITAUX

PRÉPARATEUR D'HISTOLOGIE

LAURÉAT DE L'ÉCOLE DE MÉDECINE D'ALGER

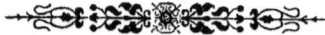

MONTPELLIER

IMPRIMERIE DELORD-BOEHM ET MARTIAL

EDITEURS DU MONTPELLIER MÉDICAL

1903

85

86

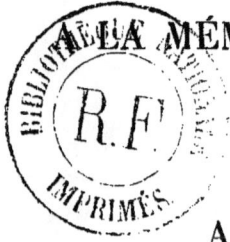

A LA MÉMOIRE DE MA MÈRE

A MON PÈRE

A MA FEMME

A MA SŒUR

A MES BEAUX-PARENTS

A TOUTE MA FAMILLE

A. Claude.

A MES MAITRES

DE L'ÉCOLE DE MÉDECINE ET DES HOPITAUX D'ALGER

A MES MAITRES

DE LA FACULTÉ DE MÉDECINE DE MONTPELLIER

A MON PRÉSIDENT DE THÈSE

MONSIEUR LE DOCTEUR GRANEL

PROFESSEUR D'HISTOIRE NATURELLE MÉDICALE A LA FACULTÉ DE MÉDECINE

DE L'UNIVERSITÉ DE MONTPELLIER

A. CLAUDE.

AVANT-PROPOS

Parvenu au terme de nos études, au moment de passer
notre thèse inaugurale, au moment même de quitter notre
vie d'étudiant pour aborder la pratique journalière, il nous
reste un devoir bien doux à remplir : celui de rendre un
public hommage à tous ceux qui ont guidé nos premiers pas
dans le sentier ardu de la science médicale.

A Monsieur le professeur Crespin, qui inspira notre sujet
de thèse et nous prodigua ses conseils et les secours de sa
précieuse expérience, nous adressons l'expression de notre
profonde gratitude.

Monsieur le Dr Bruch, directeur de l'Ecole de médecine
d'Alger, professeur de clinique ophtalmologique, auquel
nous fûmes attaché, comme interne, durant ce dernier semes-
tre, fut pour nous un maître aussi bon qu'indulgent, nous le
prions de vouloir bien agréer, avec toute notre reconnaissance, l'hommage de notre profond respect.

Monsieur le professeur Moreau, qui ne nous ménagea pas
les richesses de ses leçons si claires et si éloquentes, nous
honora en outre de nombreuses marques de bienveillance
et de sympathie ; qu'il nous permette de lui présenter l'expression de notre gratitude et de notre dévouement.

Que nos maîtres de l'Ecole de médecine d'Alger et de
l'hôpital de Mustapha, dont nous sommes fier d'être l'élève,

reçoivent ici nos sincères remerciements pour le brillant enseignement que nous avons reçu d'eux.

Préparateur de M. le professeur Planteau durant ces deux dernières années, nous tenons à assurer tout spécialement de notre gratitude ce maître dont l'amabilité et l'obligeance contribuèrent à nous faciliter les études ardues et attrayantes de l'anatomie pathologique.

Nous conserverons un souvenir ineffaçable de ses excellentes leçons pratiques.

Que nos amis et collègues de l'Internat d'Alger agréent la nouvelle expression de sympathie que nous leur adressons aujourd'hui.

A nos amis les Drs Thiéry, Pélissard et Gauthier nous adressons le souvenir le plus affectueux, et nous les prions de croire à notre sincère amitié.

Comment passer sous silence l'accueil sympathique qui nous a été fait à la Faculté de médecine de Montpellier, où nous avons terminé nos études.

Que Monsieur le professeur Granel daigne agréer l'hommage de notre respectueuse reconnaissance, pour le très grand honneur qu'il nous a fait en acceptant la présidence de notre thèse.

CONTRIBUTION A L'ÉTUDE PATHOGÉNIQUE

DES

NÉVRALGIES DIAPHRAGMATIQUES

D'ORIGINE PALUSTRE

INTRODUCTION

Le paludisme, a-t-on dit, est un véritable protée. Innombrables en effet sont les aspects sous lesquels il peut se présenter; soit que la fièvre, son principal symptôme, revête les caractères intermittent, rémittent ou continu, soit qu'à l'accès fébrile s'adjoignent des phénomènes morbides portant sur le foie, la rate, l'intestin, les poumons, le système nerveux, etc.

Les travaux sur le paludisme sont à l'ordre du jour. Depuis quelques années, en effet, de nouveaux efforts du monde médical se sont concentrés sur l'étude de cette affection, aux manifestations cliniques si polymorphes et si variées que le praticien éprouve souvent les plus grandes difficultés à dépister ses complications inattendues.

On sait aujourd'hui que la malaria s'attaque à tous les appareils de l'organisme ; il n'en est aucun qu'elle ne visite, ces faits sont parfaitement connus et contrôlés ; nombreux sont les auteurs qui ont rapporté de curieuses observations.

Mais il est des manifestations particulières très rares, puisque, nous le verrons, la littérature médicale n'en fait aucune mention : nous voulons parler d'un mode tout spécial des névralgies diaphragmatiques d'origine palustre.

Pendant l'été 1902, il nous a été possible d'observer l'évolution de quelques cas dans le service de M. le docteur Crespin.

Les symptômes nerveux par lesquels se traduit quelquefois le paludisme peuvent différer, selon que le système nerveux central est plus atteint que le périphérique et vice versa.

Les troubles sensitifs semblent toutefois être moins répandus que les troubles moteurs. Ces derniers ont fait l'objet de quantité de travaux : la liste en est à peu près complète dans le mémoire publié par MM. Bocnet et Salabert, dans la *Revue de médecine* de 1889. Des thèses traitant ce sujet ont été faites à l'hôpital de Mustapha.

Il nous faut citer celle de M. E. Vincent sur « les paralysies dans la fièvre intermittente », et celle de M. Périnelle, inspirée par M. le professeur Trabut, « sur les accidents tétaniques de la malaria ».

Nous ne citons ces faits bibliographiques que pour mémoire, afin de les opposer à ceux qui vont nous occuper.

Pour ce qui est des névralgies palustres, il faut, d'après Kelsch et Kiener, indiquer, par ordre de fréquence, celles occupant le domaine de la 5ᵉ paire, et parmi celles-ci, les névralgies des bronches sus et sous-orbitaires ; puis, celles de l'occipital, des intercostaux et du sciatique. Enfin, en dernier lieu, comme étant fort peu répandues, il convient de rappeler les névralgies des cruraux, des jambiers antérieur et postérieur.

En outre de ces névralgies siégeant sur les nerfs de la sensibilité générale, on a mentionné des cas où l'impaludisme atteint le domaine de la sensibilité spéciale ; dans cette classe se rangent : les troubles de la vue, de l'odorat, du goût et même de l'ouïe ; cette dernière variété a été étudiée par M. Duboué.

Nous avons eu beau feuilleter et parcourir les travaux qui traitent des troubles nerveux dans la malaria, nous n'avons rien pu trouver ayant trait à la névralgie diaphragmatique.

Nous avons consulté le récent traité de M. Laveran ; elle y est citée, mais l'auteur n'en donne aucune observation. Patrick Manson et Dawidson ne nous fournissent aucun renseignement. Machiafava et Luigi Concetti parlent de névralgies habituelles fort connues, mais ne nous disent aucun mot des douleurs phréniques d'origine palustre.

Enfin, nous avons recherché dans la *Revue de Hayem*, si complète en fait de bibliographie française ou étrangère, sans trouver la mention d'une publication relatant des cas analogues à ceux qui nous occupent.

C'est surtout cette pénurie d'observations qui nous a encouragé à entreprendre ce travail. Aussi, avons-nous pensé que les remarques suggérées par l'examen de nos malades étaient assez intéressantes pour nous permettre d'en faire le sujet de notre thèse inaugurale.

Mais, avant d'aborder le côté clinique de notre mémoire, nous avons tenu à exposer brièvement les résultats anatomiques que nous ont fournis de minutieuses dissections des phréniques.

Nous avons aussi mentionné nos observations microscopiques sur la distribution des branches ultimes de ces nerfs au voisinage du foie et de la rate.

Après ce court paragraphe, nous avons abordé l'étiologie, puis la pathogénie, sur laquelle nous avons insisté davantage.

La symptomatologie a trouvé place après la pathogénie. Ici, nous nous sommes contenté de reproduire à la lettre les observations que nous avons recueillies, auxquelles nous en avons ajouté d'autres, empruntées à M. le Dr Crespin, dont deux ont été déjà publiées dans le *Bulletin de la Société médicale des Hôpitaux de Paris*, et deux autres sont encore inédites.

Nous n'avons pas non plus négligé le diagnostic différentiel de notre névralgie diaphragmatique d'origine palustre d'avec les autres facteurs étiologiques.

Enfin, nous avons terminé notre travail par quelques données sur le traitement à la fois symptomatique et spécifique de cette manifestation nerveuse dans la malaria.

ANATOMIE

« Le nerf du diaphragme, le phrénique, à la fois sensitif et moteur, naît des troisième, quatrième et cinquième branches antérieures des nerfs cervicaux. Il descend dans la cavité thoracique, croise dans son trajet la face antérieure du scalène antérieur, passe entre l'artère et la veine sous-clavières, côtoie le sommet, puis la face interne du poumon et vient s'appliquer aux parties latérales du péricarde.

Dès ce moment, il y a une légère différence dans le trajet du phrénique droit et du phrénique gauche. Tandis qu'à droite il continue à descendre rectiligne et vertical, à gauche il contourne la pointe du cœur.

Pour cette raison et en vertu de la différence de niveau entre les deux moitiés du diaphragme, le phrénique gauche est un peu plus long que le droit ».

Arrivé sur le diaphragme, le nerf abandonne une série de filets (rameaux supérieurs ou sous-pleuraux) qui s'irradient sur la face supérieure du muscle. Puis il traverse la portion centrale ou aponévrotique du muscle et s'épanouit en de longs filets (rameaux inférieurs ou sous-péritonéaux).

Chemin faisant, le phrénique reçoit deux filets anastomotiques à la base du cou : le premier toujours constant vient du nerf du muscle sous-clavier : le second du grand sympathique.

Quant au filet anastomotique avec le pneumogastrique,

nous-ne l'avons pas rencontré, quoiqu'il fût décrit par nombre de classiques.

Nous ne ferons que citer les rameaux pleuraux et péricardiques qu'émet le phrénique. « Ce sont évidemment des fibres sensitives, et c'est par elles que se transmettent, au cours des pleurésies ou des péricardites, les douleurs de l'épaule qui se propagent jusqu'au niveau du coude » (Luschka)

«Les irradiations à l'épaule, dans la main, vers l'apophyse mastoïde etc., s'expliquent par les anastomoses des origines du phrénique avec les autres branches du plexus cervical. »

Nous insisterons davantage sur les rameaux diaphragmatiques ; c'est en effet particulièrement sur eux qu'ont porté nos recherches.

Ce sont d'ailleurs les rameaux les plus importants et les plus volumineux du phrénique, dont ils représentent les branches terminales.

Arrivé à la face supérieure du diaphragme, chacun des phréniques s'envoie de nombreuses anastomoses, puis, tous deux s'épanouissent en de nombreux rameaux divergents, que nous diviserons, d'après leur situation et leur distribution, en supérieurs ou sous-pleuraux, moyens exclusivement diaphragmatiques et inférieurs ou sous-péritonéaux.

Les rameaux supérieurs ou sous-pleuraux cheminent tout d'abord entre la plèvre et le diaphragme. Ils se perdent finalement dans les différentes portions du muscle, tout en jetant de nombreux filets sur la plèvre diaphragmatique.

Les rameaux moyens arrivent directement dans le muscle ; tous s'y terminent en un pinceau de cinq ou six branches présentant de nombreuses arborisations.

Enfin, les rameaux inférieurs ou sous-péritonéaux rampent quelque temps entre le péritoine et le diaphragme.

La plupart d'entre eux disparaissent dans le muscle qu'ils pénètrent de bas en haut. Mais nombreux sont ceux qui se jettent sur les capsules surrénales, ou bien se terminent dans le plexus solaire, ou bien encore fournissent de fines arborisations s'étendant assez loin dans le péritoine. Ce sont ces très fins ramuscules que nous avons pu suivre au scalpel jusqu'au voisinage du foie et de la rate.

Mais, pour le foie et pour la rate, la membrane d'enveloppe est double, constituée par une capsule propre ou fibreuse et par l'enveloppe séreuse péritonéale.

Ces deux membranes sont très minces et très adhérentes ; elles se confondent presque, sauf au niveau du hile et des ligaments.

En présence de la difficulté dans laquelle nous nous trouvions, de savoir quelle était celle de ces deux membranes qui pouvait recevoir les divisions ultimes des rameaux phréniques, nous avons dû avoir recours à des examens histologiques.

HISTOLOGIE

Dès lors, nous allons exposer maintenant les résultats de nos recherches microscopiques, qui ont porté sur trois rates : provenant l'une d'un suicidé de vingt-deux ans, et les deux autres de splénectomies totales pratiquées chez deux paludéens chroniques, dont la rate descendait jusqu'à la fosse iliaque gauche.

La grande analogie que présentent entre elles la capsule de Glisson pour le foie et celle de Malpighi pour la rate, dans leur texture fibro-élastique, doit sans doute se retrouver encore dans la distribution des fins ramuscules nerveux émanés du phrénique.

C'est sur la face supérieure du foie, sur l'extrémité supérieure et la face externe de la rate que nous avons vu s'épanouir ces rameaux.

Sur nos rates extirpées, nous avions pensé pouvoir déceler leur présence, par la méthode d'imprégnation au chlorure d'or. Mais, par ce procédé, d'ailleurs très délicat, nous avons eu l'inconvénient de voir le chlorure d'or se réduire sur la plupart des éléments anatomiques : au niveau de la capsule fibreuse, outre les fines terminaisons nerveuses, les cellules du tissu conjonctif, les fibres conjonctives ou élastiques, tout se colorait en violet.

Nous avons eu alors recours à un autre procédé employé par Fusari et Panasci, qui n'est qu'une simple modification de la méthode de Golgi.

Ici, nous avons eu encore quelques cellules conjonctives imprégnées par le nitrate d'argent, mais nous avons pu voir très nettement les fines arborisations nerveuses se terminant dans le tissu conjonctif, unissant la capsule fibreuse au péritoine tout en envoyant à ceux-ci quelques ramuscules parfois assez nombreux.

Toutefois, il convient d'ajouter que ces rameaux ne dépassent pas l'épaisseur de la capsule fibreuse de la rate ; très rares, en effet, sont ceux qui parviennent jusqu'à la base d'implantation des travées principales.

ÉTIOLOGIE

Nous le verrons dans un instant, l'examen du sang des malades sur lesquels ont porté nos observations nous a révélé l'existence de l'hématozoaire de Laveran.

La forme de l'hématozoaire est différente, suivant les formes cliniques de l'accès paludéen.

C'est surtout dans les manifestations aiguës du paludisme que nous avons rencontré notre névralgie. Nous avons pu cependant, en recherchant l'existence de points douloureux sur le trajet du phrénique, provoquer la phrénalgie chez plusieurs paludéens chroniques, dont la rate, augmentée de volume, descendait plus ou moins bas dans le flanc.

Hommes et femmes sont atteints dans les mêmes proportions. Avec M. le docteur Crespin nous pourrons dire que la névralgie diaphragmatique se rencontre deux ou trois fois sur cent cas de malaria.

Peut-être même, cette moyenne serait-elle sensiblement accrue si l'on recherchait systématiquement chez tout paludéen l'existence de points douloureux sur le trajet du phrénique.

Entre la forme torpide de cette névralgie, se bornant à une simple pesanteur dans l'hypochondre gauche, et la forme paroxystique il y a place pour toute une série d'intermédiaires.

La névralgie peut aussi bien se rencontrer sur le phrénique droit que sur le gauche. Elle est cependant de beaucoup plus fréquente sur ce dernier, sans doute à cause de la réaction plus brusque et plus profonde de la rate contre l'invasion de l'hématozoaire.

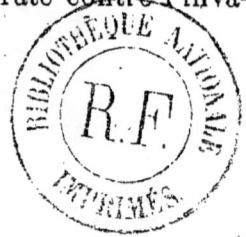

PATHOGÉNIE

Quelle peut être, d'une façon générale, la pathogénie de ces troubles nerveux dans le paludisme ? Evidemment, elle doit être assez obscure, puisque les éléments anatomo-pathologiques font défaut : à quelle hypothèse plausible peut-on se rallier ?

On sait que le paludisme est une infection causée par un agent spécial : l'hématozoaire de Laveran. On connaît aujourd'hui son mode d'action ; on sait même que l'activité de son rôle correspond à telle ou telle saison ; on sait aussi que telle manifestation fébrile correspond à telle ou telle forme de parasite. Son action se porte d'emblée sur le système nerveux ganglionnaire et spinal, et, par l'intermédiaire des vaso-moteurs qui sont sous la dépendance de celui-ci, l'appareil vasculaire est des premiers atteint.

« Faites, par hypothèse dit Verneuil, partir de la moëlle et des ganglions sympathiques comme centres, une excitation qui, transmise par les vaso-moteurs aux vaisseaux, amènera successivement la contraction et la dilatation de ces derniers, c'est-à-dire, l'ischémie et l'hyperhémie : la diminution et l'exagération de la circulation périphérique. Calculez l'action sur les terminaisons nerveuses, les fibres musculaires et les glandes par les modifications de cette irrigation, et vous aurez sous les yeux tous les symptômes fondamentaux de la fièvre intermittente bien caractérisée ».

Par conséquent, dans toute fièvre d'origine tellurique, on peut enregistrer des troubles vaso-moteurs occasionnant les deux processus suivants :

1° Ischémie.

2° Hyperhémie

L'ischémie est produite par un spasme des vaisseaux, spasme plus ou moins passager, intermittent et périodique, provoquant le phénomène que Maurice Raynaud a étudié sous le nom d'asphyxie locale et qu'il a pu observer dans l'impaludisme.

L'hyperhémie est un symptôme plus fréquent ; on pourrait dire qu'il est habituel à la malaria ; il se manifeste sur tous les organes, causant des troubles, une excitation du système nerveux, cessant au bout de quelques heures, tout rentrant dans l'ordre. Que cette excitation se répète souvent, que les périodes d'accès soient subintrantes, et les congestions, trop fréquentes, altéreront les organes. Le sang, grâce à l'hyperthermie et aux pertes sudorales, se modifiera : les globules blancs, plus nombreux, se gorgeront de corpuscules mélanifères et obstrueront les capillaires. Il se produira alors des transsudations ou des hémorrhagies par excès de tension ou par rupture vasculaire ; dans cette catégorie, entrent les épistaxis, les hématuries observées au cours des accès.

Si, grâce à ces obstructions par les leucocytes mélanifères, la circulation se fait mal, les organes subiront à leur tour des altérations : une dystrophie par ralentissement et même suppression de la nutrition surviendra ; puis, en dernier lieu. la sclérose succèdera aux hyperhémies du début,

Ces congestions, dit Verneuil, ont sur les nerfs un effet particulier : elles amènent la névralgie, dont une des complications est l'apparition d'éruptions sur le trajet des nerfs ou de leurs terminaisons.

En résumé, c'est donc par la congestion des nerfs ou de leur noyau d'origine qu'on peut expliquer ces névralgies ; mais l'hypothèse des embolies mélaniques, dit Catrin, « peut être repoussée, puisque ces affections sont passagères, il ne peut être question de lésions permanentes ; la connaissance de l'oscillaire du paludisme permettrait peut-être d'envisager la question sous un jour nouveau ; car, on aurait affaire alors à une embolie vivante », qui peut de par ses mouvements n'être que momentanée et causer une altération suffisante pour provoquer la névralgie, mais insuffisante pour la névrite.

Telles sont les raisons que nous donnent les auteurs les plus autorisés, Laveran, Kelsch et Kiener, pour expliquer cette très obscure pathogénie des névralgies palustres :

Nous venons d'indiquer la pathogénie, classiquement adoptée aujourd'hui, des troubles nerveux de l'impaludisme ; mais la névralgie diaphragmatique d'origine palustre est-elle pathogéniquement attribuable aux mêmes causes que les autres névralgies d'origine palustre ? Dans certains cas le fait n'est pas douteux ; mais, dans d'autres, « elles reconnaissent un mécanisme commun, la tuméfaction de la rate, précédant de quelques heures, de quelques jours, l'éclosion des accidents. C'est cette poussée inflammatoire du côté, qui vient irriter les arborisations spléniques du nerf phrénique, irritation qui se transmet bientôt au nerf tout entier.

» L'énoncé de ce mécanisme implique qu'il s'agit de névralgies diaphragmatiques gauches ; car il n'est pas impossible que le paludisme produise des névralgies droites ou gauches, directement, sans inflammation préalable de la rate.

» La légitimité de ces névralgies protopathiques d'origine palustre paraît aussi bien fondée que celle des névralgies du trijumeau relevant du même agent pathogène ; les observations en sont cependant introuvables. »

SYMPTOMATOLOGIE

L'anatomie pathologique étant inconnue, nous allons citer maintenant nos observations, dont plusieurs appartiennent à M. le Dʳ Crespin.

Observation Première
Docteur CRESPIN

Annunciato J..., 32 ans, jardinier, ayant contracté les fièvres palustres, il y a deux ans, au Ruisseau, localité des environs d'Alger ; les accès reparaissent tous les ans, au mois d'octobre, après les premières pluies ; ils sont en général quotidiens, persistent pendant un mois ou deux et finissent par céder au sulfate de quinine.

En octobre 1896, et après des pluies abondantes, Annunciato J... éprouva un jour, en travaillant, une douleur vive dans la région de la rate, douleur qu'il connaissait bien, puisqu'elle lui annonçait d'ordinaire, pour les jours suivants, l'éclosion d'un violent accès de fièvre. Cette fois, en dépit de la douleur splénique dont l'intensité augmentait de jour en jour, l'accès de fièvre ne vint point ; mais, le quatrième jour, après le début de ses souffrances, et à 10 heures du matin, le 16 octobre, J... sentit tout d'un coup, dans l'hypochondre gauche, une douleur extrêmement vive, insupportable, amenant presque une syncope ; puis, cette douleur s'irradia dans le thorax, le long du bord gauche du sternum, dans les régions sus-claviculaire, occipitale et jusque dans le bras du même côté.

Ce malade, cinq minutes après le début de sa crise, était assis sur son lit, absolument couvert de sueur, sa physiono-mie exprimant l'angoisse la plus profonde ; presque aphone, il évitait de respirer, en raison de ses souffrances, que chaque mouvement respiratoire accroissait. Par instants, un hoquet très violent le secouait tout entier. La température était nor-male, le pouls battait 136 fois à la minute.

Une injection de morphine ayant atténué considérable-ment les phénomènes douloureux, je pus constater que l'hy-pochondre gauche était rempli par la rate, très douloureuse au palper, très hypertrophiée.

Je déterminai par la pression un certain nombre des points douloureux classiques de la névralgie diaphragma-tique : le point de Guéneau de Mussy, le point sternal, le point sus-claviculaire, sans parler des points spléniques, déterminés par la palpation de la rate, ces derniers points n'étant pas limités comme les autres à un territoire très res-treint, mais diffusant, au contraire, dans toute une région qui paraissait répondre à la superficie de la rate, c'est à-dire à la capsule de cet organe. Pas de points apophysaires.

Il n'y avait d'ailleurs aucun stigmate d'hystérie, la per-cussion et l'auscultation du thorax indiquaient que la plèvre gauche était intacte.

En raison des antécédents palustres du malade, je prescris 1 gr. 20 de chlorhydrate de quinine, en trois fois

Le lendemain, 17 octobre, vers neuf heures du matin, je ponctionne la rate avec une seringue de Pravaz, et je constate, dans le sang ainsi retiré, les corps sphériques et les corps en croissant que M. le professeur Laveran nous a appris à regarder comme caractéristiques du paludisme.

A 10 heures du matin, c'est à-dire à la même heure que la veille, un accès de névralgie éclate, mais avorté pour ainsi dire : l'angoisse est moins vive, mais les points douloureux, qui étaient devenus presque imperceptibles dans le courant de la journée précédente, sont redevenus très nettement appréciables.

Le 17 octobre, même dose de quinine.

Le 18 octobre, pas d'accès : suppression de la quinine à titre d'essai.

Le 19 octobre, très violent accès de névralgie phrénique, plus violent peut-être que le premier jour : une injection de morphine amène le calme.

Le 20 octobre, grâce à la quinine administrée la veille à la dose de 1 gr. 50, pas d'accès ; mais, dans la matinée, sensibilité très vive de la rate.

La quinine est continuée à la dose de 1 gr. 20 par jour, pendant trois jours : les accès ne reparaissent plus, et, le 23 octobre, j'abaisse cette dose à 1 gramme, pour supprimer complètement le médicament le 28.

A cette date dernière, je puis constater que la rate est à peine appréciable à la palpation, alors qu'auparavant elle avait cette configuration et ce volume qui la font désigner pittoresquement sous le nom de « pain de munition ».

Observation II

Docteur CRESPIN

Thérèse C..., infirmière, 28 ans, à l'hôpital de Mustapha. Paludéenne d'ancienne date : elle a contracté les fièvres à l'âge de huit ans à Aumale.

Depuis lors, elle a eu fréquemment des accès de fièvre, dans la saison estivale particulièrement. Cependant, depuis deux ans, c'est-à-dire depuis qu'elle a élu domicile à Alger, les accès ne se sont plus montrés, malgré le travail excessif auquel cette infirmière a dû se livrer.

Le 1er août 1897, à 5 heures du soir, et après avoir souffert pendant plusieurs jours d'une douleur sourde et assez violente au niveau de l'hypochondre gauche, Thérèse C... est prise subitement d'un accès de suffocation effrayant ; l'interne de garde, appelé auprès d'elle, la trouve sur son lit, baignée de sueurs, apnéique, et se comprimant violemment avec les mains la région splénique, compression qui paraît diminuer la douleur, alors qu'une pression plus superficielle l'exagère considérablement. Interrogée sur le siège et la nature de ses souffrances, la malade peut à peine répondre, mais arrive néanmoins à faire comprendre que la portion gauche du thorax et l'hypochondre gauche sont les régions les plus douloureuses, alors que les régions occipitale et axillaire du même côté sont seulement endolories. Elle compare ces douleurs à une sensation de fer rouge, susceptible de s'exacerber par instants, surtout par voie ascendante, de la région splénique à la région sus-claviculaire en suivant le bord gauche du sternum.

Les mouvements respiratoires sont rares, exaspérant les douleurs ; le pouls bat 124 fois à la minute. La température est normale.

Une injection de morphine réussit à calmer cette crise, rendant possible l'examen.

Il est facile de constater que toute la région splénique, particulièrement dans sa partie supérieure, est très douloureuse à la pression, et que les points classiques de la névralgie phrénique existent presque tous, à part les points apophysaires, qu'on ne peut déceler. Il n'y a pas de hoquets. Aucun stigmate hystérique, aucun signe d'inflammation de la plèvre gauche.

On institue un traitement approprié : nervins et quinine à la dose de 1 gr. 50 par jour.

Le lendemain soir, léger malaise représentant un accès avorté de la névralgie phrénique.

La quinine fut continuée pendant sept à huit jours ; les points douloureux disparurent peu à peu, et c'est la douleur au niveau de la rate qui persista la dernière, en diminuant d'intensité de jour en jour. Le 9 août, on constate que cet organe est presque revenu à ses dimensions normales, et que la pression exercée au niveau de l'hypochondre gauche ne provoque qu'une douleur insignifiante.

L'examen du sang n'a pu être fait dans ce dernier cas.

Observation III
(Personnelle)

La nommée Félicie H..., entre salle Claude Bernard, le 2 octobre 1902. Elle est atteinte de fièvre paludéenne du type tierce. Voici les renseignements que l'on obtient d'elle.

Agée de 38 ans, elle est en Algérie depuis 18 mois, et a été impaludée au mois d'août, l'an dernier.

Lors de la première invasion palustre, elle avait des accès de fièvre tous les jours et de préférence le matin.

Depuis environ une quinzaine de jours, la fièvre a reparu. Le matin même de son entrée à l'hôpital, la malade a eu un accès assez violent.

Mais ce qu'il y a de remarquable chez elle, c'est qu'au moment où sa température s'élève, elle ressent dans l'hypochondre gauche une très vive douleur s'irradiant vers l'épaule du même côté.

D'ailleurs, la partie gauche du thorax et l'hypochondre demeurent douloureux, en quelque sorte hyperesthésiés dans l'intervalle des accès.

L'examen de la malade ne révèle rien aux poumons ; les bases sont intactes, la plèvre gauche est indemne, le cœur fonctionne bien.

La rate dépasse de deux travers de doigt les fausses côtes, elle se tuméfie à l'approche des accès.

L'hypochondre gauche est douloureusement sensible à la pression.

Le foie est gros et la pression à son niveau fait souffrir la patiente.

Les urines présentent des traces d'albumine, mais ne contiennent ni sucre, ni pigments biliaires.

La médication, pendant le 2 et le 3 octobre, est une médication d'expectative ; on donne à la malade 40 grammes de sulfate de magnésie, et, comme elle paraît un peu faible, on lui prescrit une potion tonique.

Le 4 octobre, on constate un violent accès de fièvre avec ses stades cliniques : frissons, chaleur, sueurs abondantes.

Mais ce qu'il y a d'important à noter, c'est que deux ou trois heures avant l'accès, la malade se plaignit de son côté gauche qui la faisait horriblement souffrir.

La douleur devint plus intense, s'exaspéra au moment de l'accès, notre femme fut prise de dyspnée et même de suffocation. Les pulsations, à ce moment, sont de 112 par minute.

Au palper, l'hypochondre gauche est extrêmement douloureux ; au point classique de Guéneau de Mussy, la pression réveille une violente souffrance ; le drap lui même devient pénible à la malade. La douleur se continue en suivant le bord gauche du sternum et marque un point au niveau des scalènes ; elle s'irradie jusqu'à l'apophyse mastoïde gauche et même jusqu'aux apophyses épineuses des vertèbres cervicales.

On ne trouve rien à la base des poumons que l'on ausculte.

On examine le sang de la malade et on y trouve l'hématozoaire sous la forme sphérique.

On pratique une injection de 1 gr. 50 de bichlorhydrate de quinine.

Dans la soirée la température est tombée de 40° à 37°5 ; la douleur a diminué sans disparaître complètement.

Le pouls est à 90 pulsations par minute.

La dyspnée a fait place à une respiration normale.

Le lendemain, 5 octobre, la température marque 36°9 ; l'hypochondre est encore tuméfié, mais moins sensible que la veille.

La malade est soulagée.

Les points douloureux sur le trajet du phrénique se retrouvent, mais à un degré beaucoup moindre ; les points apophysaires n'existent plus.

Le 6 au matin, H.... Félicie éprouve cette même pesanteur dans l'hypochondre gauche, avec irradiation dans l'épaule, qu'elle ressentit le 4 octobre au début de l'accès ; la malade annonce elle-même une nouvelle élévation de température.

En effet, cette douleur ne tarde pas à augmenter, préludant l'accès qui se manifesta peu de temps après. Le thermomètre indique une élévation de la température axillaire au-dessus de 39° (39°4). En même temps, on retrouve les mêmes points douloureux, les crises de suffocation. Le pouls est à 120.

On pratique une injection sous-cutanée de 1 gr. 50 de bichlorhydrate de quinine.

Il est à remarquer que dans le second accès la température est moins élevée que précédemment.

Le 7 octobre, pas de fièvre, 37° le matin. La rate est douloureuse, le point claviculaire existe ; à l'exception du point de Gueneau de Mussy, les autres sur le trajet du phrénique ne se retrouvent plus.

Le 8 octobre, au moment de la visite, la malade annonce qu'elle ressent les symptômes habituels précédant un accès.

Elle souffre du côté, mais moins que ces jours derniers. La température est normale, le pouls à 75. On donne 1 gramme d'antipyrine, ce qui procure du soulagement à la patiente.

Le 9 octobre, rien à signaler. Nous profitons de cette accalmie pour examiner plus en détail notre malade. Ses poumons sont sains; à la base gauche, nous ne trouvons aucune zone de matité : les vibrations vocales sont normales, ce qui écarte la possibilité d'une pleurésie diaphragmatique.

Nous recherchons également avec soin les stigmates de l'hystérie : la malade n'en possède aucun.

Enfin, nous ne relevons aucune tare d'alcoolisme ou de syphilis.

Le 10 octobre, nouvel accès, se compliquant du même cortège de phénomènes douloureux, mais d'intensité moindre; les points de la névralgie phrénique se retrouvent. En même temps que la douleur était moins vive, la température, moins élevée, marquait 38°5.

Nous pratiquons une injection sous-cutanée de 2 gr. 50 de bichlorhydrate de quinine.

Du 10 au 16 octobre, rien à signaler, la malade se trouve mieux, la fièvre est tombée, la température est à la normale.

Le 12 octobre, langue saburrale et constipation persistant depuis deux jours.

40 grammes de sulfate de soude sont prescrits à la malade.

Le 15 octobre, plus de fièvre, plus de douleurs. Le point de Gueneau de Mussy existe encore, mais beaucoup moins marqué. Les points costaux, claviculaire et mastoïdien, ont complètement disparu. La rate est moins volumineuse, et l'hypochondre gauche moins douloureux.

Le 20, la température est normale, les points névralgiques ont tous disparu, la rate n'est plus douloureuse; elle dépasse encore un peu ses dimensions normales.

Le 25 octobre, la malade peut quitter l'hôpital, complètement guérie.

Observation IV

PERSONNELLE

La nommée Antoinette B..., épouse Al..., âgée de 42 ans, entrée le 17 septembre 1902, est placée salle Andral, où elle occupe le lit n° 9, du service de M. le Docteur Crespin.

Cette femme, originaire du département du Rhône, habite l'Algérie depuis 25 ans; c'est à cette époque qu'elle fut impaludée pour la première fois.

Presque tous les ans, au même moment, elle ressent de nouvelles atteintes des fièvres.

Actuellement, elle est malade depuis deux mois. Elle se plaint d'accès de fièvre qui apparaissent capricieusement sans durée régulière.

A l'examen des organes, on constate que les poumons sont sains et le cœur bat normalement.

Le foie est un peu augmenté de volume; douloureux à la pression, il dépasse le rebord costal d'un travers de doigt.

La rate est sensible et hypertrophiée; débordant de deux travers de doigt le rebord des fausses côtes.

Pas de syphilis, pas d'alcoolisme. Nous examinons la malade au point de vue de l'hystérie; nous n'en relevons aucun stigmate.

Les urines ne contiennent ni sucre, ni albumine, mais présentent des pigments biliaires.

Le jour de son entrée à l'hôpital, le 17 septembre, la

malade est en plein accès; la température atteint 40°1; le pouls est à 120 pulsations. Deux ou trois heures avant l'accès, notre femme éprouva une sensation de pesanteur très pénible localisée dans tout le côté gauche du thorax. Puis, au moment même de l'accès, l'hypochondre devint excessivement douloureux; la malade était en proie à une violente dyspnée; elle étouffait, assise sur son lit, cherchant une position dans laquelle elle pût aisément respirer. La région précordiale était douloureuse.

Au palper, on trouvait le bouton diaphragmatique de Guénau de Mussy, des points costaux et scalènes, mais, pas de points apophysaires, enfin, la douleur s'irradiant vers l'épaule gauche. Tous ces phénomènes s'exagèrent au moment où la température est la plus élevée pour s'atténuer ensuite. D'abondantes sueurs marquent la fin de l'accès.

Le lendemain, tous les symptômes douloureux ont rétrocédé; l hypochondre gauche est encore hyperesthésié: les points diaphragmatique et scalène subsistent, mais beaucoup moins intenses; la malade respire mieux.

Nous faisons une prise de sang que nous examinons immédiatement. On y trouve des corps sphériques mais aucune autre·forme d'hématozoaire.

Le 19 septembre, encore quelques douleurs; on prescrit le matin à la visite 1 gramme d'antipyrine.

Dans la soirée, élévation de la température jusqu'à 39°2. Réapparition des phénomènes douloureux : la dyspnée existe encore, nous pratiquons une injection sous-cutanée de 1 gr. 50 de bichlorhydrate de quinine.

Le 20, température sub-fébrile 37°6 le soir. Jusqu'au 26, la température se maintient au voisinage de la normale.

Le 26, dans la matinée, des douleurs annoncent l'éclosion de l'accès; elles s'exaspèrent avec tout le cortège habituel, lorsque le thermomètre arrive à marquer 39°4, le pouls est à 112.

Le 27, nous faisons une nouvelle injection de bichlorhydrate de quinine de 1 gr. 50.

Il reste encore des points douloureux, au diaphragme et au niveau de la clavicule, mais nous n'avons plus de points costaux.

Le 28, soulagement considérable, la malade se sent mieux, elle respire plus à son aise.

Le 29, plus de fièvre, l'hypochondre est encore tuméfié mais peu sensible à la pression.

Le mieux se maintient jusqu'au 7 octobre, date à laquelle la malade complètement guérie réclame son exeat.

La ratè a diminué de volume, l'hypochondre est souple, et la pression exercée à son niveau ne réveille plus de douleurs.

Observation V

Docteur CRESPIN.

Accès palustres. — Névralgie diaphragmatique gauche au cours de ces accès.

Pierre T..., jouissait d'une bonne santé habituelle, lorsqu'il contracta les fièvres il y a 4 ans, dans la région de Palestro.

Les accès furent toujours quotidiens avec les trois stades classiques.

Le 15 septembre 1900, je suis appelé auprès de T..., qui souffre depuis une huitaine de jours d'accès d'une grande violence, pour lesquels il a pris de la quinine à la dose de 0 gr. 50 par jour, sans résultats.

Le malade attire mon attention sur ce fait que, dès la période du frisson, il éprouve de vives douleurs dans le côté gauche du thorax et jusque dans le cou, accompagnées d'annihilation.

Ces phénomènes durent pendant tout l'accès, environ dix

à douze heures, et font place à un endolorissement du côté gauche, persistant au cours de l'apyrexie.

C'est la première fois, depuis qu'il est atteint de fièvres palustres, que ces douleurs se font sentir.

A l'examen du malade, pratiqué entre deux accès, on constate chez lui une profonde anémie, mais son état général reste satisfaisant ; toutes les fonctions paraissent s'exécuter normalement.

Le foie et la rate sont légèrement tuméfiés.

Du côté gauche, on trouve atténués mais au complet tous les points de la névralgie diaphragmatique : Guénau de Mussy, sternal, scalène, apophysaire.

Au cours d'un accès, je pus constater que les symptômes de névralgie diaphragmatique gauche étaient très accusés, et que c'était là la cause de la dyspnée, qu'accompagnaient en outre des nausées et du hoquet, ce dernier particulièrement pénible.

La rate dépasse sensiblement le rebord costal.

Du côté droit, à signaler une légère augmentation de volume du foie, et en outre l'existence d'un point scalène.

Le traitement par la quinine à dose maxima est institué : pendant deux jours de suite, le malade absorbe 2 gr. 50 de chlorhydrate de quinine ; puis, pendant une huitaine, outre un traitement tonique, il a repris encore de la quinine à la dose de 0 gr. 50 par jour.

A ce moment, la fièvre a complètement disparu ; la rate a repris ses dimensions normales : elle demeure inaccessible. Enfin, il n'est plus trace de névralgie diaphragmatique gauche.

Observation VI

Docteur CRESPIN

Névralgie diaphragmatique gauche, au cours d'une fièvre palustre quotidienne

M... J...., 23 ans, bonne santé habituelle, jusqu'à l'année dernière. Etant alors au régiment, contracte les fièvres paludéennes et entre à l'hôpital militaire de Sidi-Bel-Abès, au mois de mai 1902.

Il s'agissait d'une fièvre quotidienne avec les trois stades classiques. On lui fit prendre de la quinine mais seulement par la bouche, et pas plus d'un gramme par jour.

Parfois, la fièvre faisait trêve pendant une huitaine de jours, quinze jours au maximum, pour recommencer bientôt avec les mêmes phénomènes.

Pendant les jours d'apyrexie, l'état général du malade s'améliorait rapidement, l'appétit reparaissait, le visage se colorait de nouveau, alors que les accès de fièvre repris quotidiennement plongeaient le malade dans un profond état d'anémie.

Je vis le malade pour la première fois le 10 février 1903 au matin. Il n'avait pas de fièvre, mais avait eu un accès la veille, accès qui s'était prolongé toute la nuit et s'était terminé par une sudation abondante.

Je constate l'habitus des paludéens profondément intoxiqués : la coloration jaunâtre des téguments, la pâleur des muqueuses, etc., la rate, le foie, sont hypertrophiés et douloureux.

Le malade se plaint d'avoir le côté gauche endolori, sans préciser davantage. Il présente tous les points caractéristiques de la névralgie diaphragmatique gauche. Les points scalène et apophysaire sont les plus marqués.

3

Le soir de ce même jour, nouvel accès de fièvre. Je puis alors constater que le malade souffre horriblement de son côté gauche ; la région correspondant au trajet du phrénique présente une hyperesthésie très marquée.

La douleur est si forte qu'elle provoque de l'annihilation et que la respiration n'est possible qu'en comprimant fortement le côté gauche, ce que le malade réalise à l'aide d'une ceinture.

A ces symptômes s'ajoutent du hoquet, une toux spasmodique et quelques vomissements.

Interrogé, le malade répond qu'à chaque accès de fièvre il éprouve les mêmes phénomènes.

Le lendemain, tous ces signes de névralgie diaphragmatique gauche ont disparu à l'exception des points qui se révèlent par la pression digitale.

L'examen minutieux des poumons, des plèvres et du cœur, montre que ces organes ne sont pour rien dans la névralgie paroxystique des jours derniers.

Le traitement est alors commencé : injection de bichlorhydrate de quinine à haute dose : 2 grammes et 2 gr. 50.

La fièvre paraît coupée définitivement : elle n'a plus reparu depuis.

Dès le second jour du traitement, les points phréniques avaient disparu ; le foie et la rate avaient diminué de volume, et repris définitivement leurs dimensions normales au bout d'une huitaine de jours.

N. B. — L'examen du sang, pratiqué avant les injections de quinine, avait révélé l'existence d'amibes à petite forme ; quelques-uns revêtant l'apparence d'une bague avec un châton ; tous étaient intraglobulaires.

Outre ces accès de névralgies diaphragmatiques très caractérisés, il y a un certain nombre de formes subaiguës pendant ou en dehors des accès, présentant des points de névralgie plus ou moins accentués.

DIAGNOSTIC

———

Avant d'examiner la valeur diagnostique de nos observations, discutons rapidement l'étiologie.

A quel facteur étiologique pourrions-nous penser en outre de la malaria ? L'anémie, l'hystérie, le diabète, le rhumatisme peuvent être mis en cause. Nos malades, peu cachectisés par le paludisme, n'entrent pas dans le cadre des anémiques. Nous allons revenir sur ce qui a trait à l'hystérie. Quant au diabète, nous l'écartons, l'analyse nous ayant démontré l'absence de sucre dans les urines.

Aucun de nos malades n'a appelé l'attention sur une affection rhumatismale antérieure ; mais admettons que l'on puisse imputer au rhumatisme les faits cliniques que nous rapportons; nous aurions toujours en notre faveur la fièvre, survenant par accès, avec ses stades classiques. On sait que, dans la diathèse rhumatismale, l'élévation de la température est l'indice d'un retentissement cardiaque; or, pas un de nos malades n'a présenté des troubles valvulaires ou arythmiques, pathognomoniques de l'endocardite.

De plus, cette fièvre, si nous avions été en présence d'une infection, se fût établie d'une façon plus constante, plus suivie; elle n'eût pas présenté de ces chutes brusques, de ces rémissions, pendant lesquelles nos malades se trouvaient soulagés.

On pourrait encore incriminer les affections de l'aorte et

du cœur, comme cause des symptômes décrits plus haut, ainsi que l'inflammation des deux séreuses en rapport avec le phrénique : la plèvre et le péricarde. Nous allons examiner ces facteurs, en discutant notre diagnostic.

Par conséquent, nous disons, étant donnés les antécédents nettement palustres de nos sujets, l'apparition des symptômes précédant l'accès, augmentant et finissant avec lui, à savoir : une vive douleur à la base du thorax, jointe à de la dyspnée; l'existence de points douloureux, et en particulier le point scalène et le bouton diaphragmatique de Guéneau de Mussy, en ajoutant à ces symptômes l'argument irréfutable donné par l'examen microscopique du sang, nous révélant l'agent du paludisme, nous disons : névralgie diaphragmatique d'origine palustre.

Mais examinons maintenant la valeur diagnostique de nos observations; quelles objections peut-on nous faire? et à quoi peut-on penser en présence de malades analogues à ceux dont nous présentons le cas?

L'esprit peut tout d'abord s'arrêter à l'hystérie. On sait que l'on a accusé le paludisme chronique d'éveiller ou même de réveiller des névroses. M. Debove a publié un cas de pseudo-fièvre paludéenne chez une hystérique. Mais cet argument que l'on pourrait nous opposer, perd sa valeur devant le manque de stigmate de grande névrose chez nos malades. Le spectre de l'hystérie a hanté notre esprit; les patients ont été soigneusement examinés à ce sujet, puisque nous avons nous même, été enclin à mettre sur son compte des manifestations que nous n'aurions pu expliquer sans le double contrôle du thermomètre et surtout du microscope.

Nous ne pouvons non plus penser au rhumatisme diaphragmatique, affection vague, peu connue, qui est généralement symétrique, et qui n'eût pas cédé au traitement quinique.

La pleurésie diaphragmatique est l'affection qui peut être la plus rapprochée de nos cas ; c'est elle qu'on peut le plus sérieusement nous objecter. Cependant, il nous faut l'écarter, parce que nous n'avons pas remarqué les signes stéthoscopiques habituels, que les douleurs et les accidents dyspnéiques se produisaient par accès, laissant des intervalles entre lesquels les malades étaient tranquilles et soulagés. Si nous nous étions trouvé en présence d'une pleurésie diaphragmatique gauche, nous eussions constaté un début brusque et solennel, des douleurs dans l'hypochondre s'irradiant vers l'épaule, des points douloureux sur le trajet du phrénique, de la dyspnée, tout comme chez nos malades ; mais, en outre, il nous eût été possible de noter des signes physiques, qui ne peuvent passer inaperçus, tels qu'une bande de matité à la base du thorax, l'atténuation des vibrations vocales et du murmure vésiculaire, et enfin nous n'eussions pas enregistré de ces rémissions remarquées chez nos sujets ; les accidents eussent été constants ; il n'est pas de pleurésie qui offre des courbes analogues à celles que nous présentons ; d'ailleurs, étant donnée la gravité des pleurésies diaphragmatiques, les malades n'eussent pas guéri avec autant de facilité.

Nous avons encore pour nous l'efficacité du traitement quinique et l'analyse microscopique du sang nous révélant l'agent pathogène du paludisme.

Le kyste hydatique du foie et de la rate, dont nous avons observé de nombreux cas durant ces deux dernières années, peut aussi s'accompagner de névralgie du phrénique droit ou gauche. Mais, ici encore, cette névralgie est presque toujours sans rémission ; elle augmente au fur et à mesure que s'accroît le volume du kyste. Enfin, l'absence de fièvre d'une part et les symptômes propres au développement d'un kyste hydatique dans un des hypochondres, permettent de déterminer la cause véritable de la névralgie.

Nous en dirons tout autant des cancers du foie, dont les douleurs peuvent quelquefois s'irradier au phrénique gauche, par l'intermédiaire des nombreuses anastomoses que s'envoient les deux plexus diaphragmatiques.

Nous mentionnerons également les tumeurs du médiastin, qui, par la compression qu'elles peuvent exercer sur tous les organes contenus dans le médiastin, sont susceptibles de ne pas épargner le phrénique.

Mais, dans cette affection, les symptômes fonctionnels, les premiers en date : douleur rétrosternale, compression des principaux organes du médiastin : vaisseaux, nerfs, voies aériennes, voies digestives, etc., et plus tard les signes physiques, nous permettront de rattacher l'effet à sa véritable cause.

Pour compléter ce paragraphe sur le diagnostic, il nous faut examiner la possibilité de l'angine de poitrine, où, selon Peter, on observe parfois des douleurs localisées au-devant des scalènes, de la dyspnée, de la suffocation, par participation du phrénique gauche.

L'absence de troubles cardiaques, de douleurs angoissantes et constrictives, la sensation de vie qui s'éteint, et la terminaison habituelle des crises, nous font rejeter la possibilité de l'angor pectoris.

TRAITEMENT

Au cours de nos observations, nous avons déjà indiqué de quelle façon nous avons pu soulager nos malades présentant des névralgies diaphragmatiques d'origine palustre.

La quinine, nous l'avons vu, constitue la base du traitement ; elle est en effet au paludisme ce que le mercure est à la syphilis ou le salicylate de soude au rhumatisme.

La voie hypodermique est de beaucoup préférable à la voie buccale, elle agit plus sûrement et avec plus de rapidité. Aussi y avons-nous eu constamment recours.

Mais nous avons toujours évité d'employer des solutions de quinine par trop concentrées : telles, par exemple, celles contenant 0 gr. 50 ou 0 gr. 25 par centimètre cube de liquide injecté.

La propriété nécrosante de solutions aussi fortes est hors de doute. Puis, outre qu'elles constituent un puissant adjuvant dans la formation d'escharres ou de suppurations chez des sujets débiles, ces solutions concentrées rendent les injections excessivement douloureuses.

Aussi, préférons-nous de beaucoup faire diluer notre quantité de sel quinique à injecter, soit 1 gramme, 2 grammes ou même 2 gr. 50 dans 50 ou 100 centimètres cubes de serum artificiel.

Le bichlorhydrate de quinine s'emploie couramment à cause de sa grande solubilité dans l'eau et de sa teneur en quinine.

L'antipyrine pourra également être ajoutée à la quinine.

Au cas où les douleurs seraient par trop fortes, au cas où la dyspnée serait par trop accentuée, une injection de 0 gr.01 de chlorhydrate de morphine réussirait à modifier l'intensité de cette crise, tandis que la quinine agirait pour son propre compte.

Comme pour tout paludéen, on devra ici instituer un traitement tonique.

Si l'arrhénal, dont on a préconisé récemment l'emploi comme spécifique de la malaria, n'a aucun effet curatif sur l'accès de fièvre paludéen et par conséquent sur ses complications, son action heureuse sur les paludiques après jugulation de l'accès par la quinine est incontestable.

Dans ces cas, après l'administration d'arrhénal, nous avons vu le retour des forces, le poids du corps augmenter rapidement ; l'état général rehaussé bien plus rapidement que dans les autres cas où les malades étaient livrés à la seule action réparatrice de la nature.

CONCLUSIONS

I. — Outre les nombreuses névralgies dont l'origine palustre est incontestable, soit qu'elles apparaissent comme complication de l'accès de fièvre paludéen, ou qu'au contraire elles ne représentent qu'une forme larvée du paludisme, il convient de signaler comme très rares les névralgies diaphragmatiques, dont les classiques, tout en les mentionnant, ne donnent pas d'observations.

II. — Elles relèvent directement de l'infection paludéenne, puisque chez nos malades, dont l'observation nous a démontré l'absence de tout autre facteur étiologique, l'examen du sang nous a révélé au contraire l'existence de l'hématozoaire.

III. — Beaucoup plus fréquente du côté gauche que du côté droit, cette névralgie peut reconnaître pour origine, comme toutes les névralgies palustres, l'intoxication générale de l'organisme. D'autres fois, cette névralgie dépend d'un mode pathogénique très simple, mais encore peu étudié, qui est la tuméfaction de la rate.

« C'est cette poussée inflammatoire du côté de la rate qui vient irriter les arborisations spléniques du nerf diaphragmatique, irritation qui se transmet bientôt au nerf tout entier. »

« La légitimité de ces névralgies protopathiques paraît aussi fondée que celle des névralgies du trijumeau relevant du même agent pathogène. »

IV. — Cette pathogénie dernière n'est pas négligeable au point de vue du diagnostic, car elle aide à comprendre comment, avant tout accès, les symptômes de névralgie peuvent se montrer. Dès lors, on peut prévoir l'apparition d'un accès palustre, sitôt que l'on constate, même atténués, de tels symptômes.

V. — Entre la névralgie banale, plus ou moins torpide, et la névralgie paroxystique, il y a place pour une foule de formes intermédiaires.

VI. — La plupart des nervins peuvent atténuer ou même modifier heureusement les symptômes douloureux de cette manifestation nerveuse dans la malaria. Mais il convient d'ajouter que la quinine agit en véritable spécifique sur la névralgie diaphragmatique d'origine palustre.

SERMENT

En présence des Maîtres de cette École, de mes chers Condisciples et devant l'effigie d'Hippocrate, je promets et je jure, au nom de l'Être Suprême, d'être fidèle aux lois de l'honneur et de la probité dans l'exercice de la Médecine. Je donnerai mes soins gratuits à l'indigent et n'exigerai jamais un salaire au-dessus de mon travail. Admis dans l'intérieur des maisons, mes yeux ne verront pas ce qui s'y passe ; ma langue taira les secrets qui me seront confiés et mon état ne servira pas à corrompre les mœurs ni à favoriser le crime.

Respectueux et reconnaissant envers mes Maîtres, je rendrai à leurs enfants l'instruction que j'ai reçue de leurs pères.

Que les hommes m'accordent leur estime si je suis fidèle à mes promesses.

Que je sois couvert d'opprobre et méprisé de mes confrères si j'y manque.

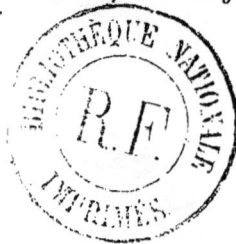

www.ingramcontent.com/pod-product-compliance
Lightning Source LLC
Chambersburg PA
CBHW070748220326
41520CB00052B/3312